Libro Dieta Antiinflamatoria En Español / Anti-Inflammatory Diet Book In Spanish

Su Guía Alimenticia para Minimizar la Inflamación y Maximizar la Salud

Charlie Mason

Tabla de Contenidos

Dieta antiinflamatoria

INTRODUCCIÓN

La mayoría de la gente no piensa en sus cuerpos como un campo de batalla, pero cada día los sistemas de su cuerpo están librando una guerra para mantenerlo saludable. Los micros ejércitos están listos para atacar cualquier provocación. Cuando una lesión o enfermedad amenaza, esos ejércitos se movilizan. El resultado es una inflamación. En el caso de un resfriado, corte o fractura ósea, la respuesta es aguda y limitada. Sin embargo, hay muchas cuestiones que llevan a esos ejércitos a participar no sólo en una batalla, sino en una guerra incesante e innecesaria.

Varios estados de enfermedad mantienen al cuerpo en un estado de guerra constante. Enfermedades como el asma, la EPOC, las enfermedades cardíacas, la artritis, la diabetes y muchas enfermedades autoinmunes como el Crohn, el lupus o el Síndrome del intestino irritable, contribuyen a la inflamación crónica. Afecciones como la obesidad, el estrés, la falta de ejercicio, el estilo de vida sedentario, el tabaquismo o una dieta de alimentos procesados también hacen que el cuerpo produzca hormonas que causan inflamación. Este estado constante de inflamación conduce a un desequilibrio en su cuerpo. Sus células no funcionan eficientemente y usted se siente peor por ello. Dolor en las articulaciones, agotamiento, dolor o calambres abdominales, náuseas y estado de ánimo deprimido son todos síntomas de inflamación crónica.

Una de las mejores maneras de combatir la inflamación crónica es cambiar su dieta. En las siguientes páginas, encontrará un plan de comidas de una semana entera y 5 fantásticas recetas extras. Aunque cambiar la dieta es fundamental para disminuir la inflamación, hay muchas otras medidas que puede tomar. El ejercicio es otra manera fantástica de disminuir la inflamación aumentando la circulación y la lubricación de las articulaciones. Los ejercicios ligeros y de bajo impacto, como caminar, nadar o practicar yoga, son fundamentales para lograr una buena salud en general.

Hay muchos libros sobre este tema en el mercado, ¡gracias de nuevo por elegir éste! Se ha hecho todo lo posible para que esté lleno de información útil, ¡por favor, disfrútelo!

CAPÍTULO 1: PLAN DE COMIDAS DE 7 DÍAS

Abasteciendo la despensa:

Cada día tiene una lista de compras. Hay muchos ingredientes comunes de la despensa que usted necesita para abastecerse a medida que comienza su dieta antiinflamatoria! Los encontrará a lo largo de este libro. Mantener una despensa abastecida es importante para cumplir con cualquier plan de dieta.

Especias:

- Cúrcuma
- Comino
- Nuez moscada
- Canela
- Jengibre (molido y fresco)
- Ajo (fresco)
- Sal marina
- Pimienta - negra/de cayena/roja triturada

Granos/alimentos básicos

- Quinoa
- Avena en hojuelas /cortada en acero
- Arroz integral/salvaje
- Harina de almendra
- Harina de coco
- Polvo para hornear
- Pan integral o galletas saladas

Salsas/ grasas o aceites para cocinar

- Aceite de oliva
- Aceite de coco
- Mirin (vino de cocina japonés)
- Salsa de soja
- Tahini
- Mantequilla de nueces (a su elección)
- Vinagre de sidra de manzana
- Extracto de vainilla
- Leche de coco

Edulcorantes

- Miel cruda
- Melaza negra

Complementos y extras

- Semillas de chía/lino
- Frutas secas
- Nueces: almendras; anacardos; nueces; piñones (a elección)

Día 1

Lista de compras para el día:
- Garbanzos
- Perejil
- Harina de garbanzo
- Almidón de patata
- Cebolla
- Hojas verdes
- Aguacate
- Huevos
- Albahaca fresca
- Melón o fruta de su elección para la avena y 2 comidas más
- Vegetales para la pizza
- Pechuga de pollo

Desayuno: Harina de avena con pan de jengibre

El jengibre, la nuez moscada y la avena son todo el paquete fuerte anti-inflamatorio para comenzar el día. Ajuste las especias/dulces a su gusto. La miel cruda es un sustituto de la melaza.

- Nuez moscada - 0,25 cdta.
- Canela - .5 cdta.

- Jengibre-.25 cdta.
- Melaza en tiras negras - 1 cda.
- Agua - 1.3 taza
- Avena cortada de acero - .25 taza

Direcciones:

- Hervir el agua y poner la avena. Tape y cocine hasta que la avena esté lista (masticable/blando). Añadir las especias y la melaza revolviendo.
- Intensifíquelo añadiendo algo de fruta fresca o seca. Las bayas y las manzanas son buenas opciones. Si desea añadir proteínas, ¡considere la posibilidad de incluir una clara de huevo batida!

Rinde 1 porción

Almuerzo: Hamburguesas de garbanzos antiinflamatorias

- Cúrcuma molida - 1 cdta.
- Pimienta de Cayena - ½ - 1 cdta. (dependiendo de su preferencia de calor)
- Sal marina - 1 ctda.
- Almidón de patata – 2 cdas.
- Garbanzos- 1.5 taza (usualmente una lata de 1- 15 oz.). Escurrir y enjuagar con agua.
- Perejil fresco -.25 taza cortado aproximadamente
- Ajo fresco - 2 dientes de ajo cortados en dados finos
- Cebolla roja - 1 pequeña, cortada en cubitos
- Harina de garbanzo - aprox. 2 cdas.
- Aceite de oliva, semilla de uva u otro aceite de cocina

Direcciones:

- Saltee la cebolla y el ajo en una sartén con una pequeña cantidad de aceite de cocina. Cocine bien a temperatura media. En el procesador de alimentos, muela los garbanzos y el almidón de patata hasta que alcancen una consistencia de pasta. Deben seguir teniendo textura y no estar lisas. Con ráfagas cortas, use el procesador de alimentos para mezclar el ajo y la cebolla cocidos y la sal y la pimienta. Poner la mezcla en un bol e incorporar el perejil.

- Extender una fina capa de harina de garbanzo sobre una superficie plana. Saque una bola del tamaño de una pelota de ping-pong y estírela en la mano para darle forma de una hamburguesa aplastada. Pase la hamburguesa en la harina de garbanzo para cubrirla uniformemente con una capa muy ligera. Repita hasta que toda la mezcla se haya agotado.

- Caliente una cucharadita de aceite en la sartén con la estufa a fuego medio-alto. Cocine las hamburguesas de cada lado hasta que estén doradas y calientes.

- Sirva sobre una cama de ensalada de hojas verdes con un aderezo cremoso de aguacate (ver día 3). Añadir un trozo de melón para completar la comida.

Rinde 4 porciones

Cena: Pizza de Pollo al Pesto

Anti-inflamatorio no significa que usted no vaya por sus favoritos! Disfruta de esta pizza sin dañar su cuerpo!

- Pesto:
- Piñones, almendras u otros frutos secos tostados- .3 tazas

- Ajo Fresco - 2-3 Clavos, pelados y cortados en trozos Albahaca – 2 tazas bien envasadas (¡experimente con diferentes variedades!)
- Aceite de Oliva- .5 taza
- Sal marina- .5 cdta.
- Jugo de limón - 1 cdta.
- Queso parmesano - .25 taza (opcional) - depende de lo estricto que sea con los productos lácteos. La receta está bien sin ella!)

Direcciones:

- A fuego lento o medio y revolviendo constantemente, tueste ligeramente las nueces en una sartén tibia hasta que estén calientes. Coloque el ajo, la albahaca y el queso (opcional) en un procesador de alimentos. Configúrelo en una velocidad baja y rocíe lentamente con el aceite de oliva, la sal y el jugo de limón. Sólo agregue suficiente aceite para lograr una consistencia suave. ¡No quiere que sea una sopa! Almacene refrigerado y cubierto con una capa fina de aceite de oliva sobre la parte superior o congele!

Pizza/Corteza:

- Harina de almendras - 2 tazas
- Aceite de coco - 2 cdas.
- Huevo (pasto levantado) - 2
- Sal marina - 0,5 cdtas.
- Pechuga de pollo orgánica, criada en pastizales, COCINADA - 5 lbs.

- Verduras para aderezos

Direcciones:

- Coloque la harina y la sal en el tazón de un procesador de alimentos y coloque en una velocidad baja.
- Rocíe el aceite y luego cada huevo hasta que se forme una masa. Si todavía está demasiado pegajoso, siga añadiendo un poco de harina y una cucharada pequeña cada vez.
- Forme una bola con la masa (es posible que tenga que cubrir sus dedos con harina o aceite en aerosol para evitar que se pegue) y coloque la bola entre dos hojas de papel encerado.
- Desenrolle hasta que quede muy delgado, aproximadamente 0,25 pulgadas.
- Quite la sábana de arriba y deje la de abajo. Poner en una bandeja para hornear galletas. Use un tenedor para hacer algunos agujeros.
- Hornee la corteza durante 7 minutos a 350 grados.
- Retire del horno y cubra con pesto, pollo cocido, pimiento, champiñones o cualquier otro ingrediente para pizza que le guste.
- Regrese al horno y cocine por otros 10 a 12 minutos hasta que la corteza esté completamente cocida.

Sirva con un complemento de vegetales y bayas mixtas como postre!

Rinde: 4 personas

Día 2

Lista de Compras Diarias:

- Agua de coco
- Piña
- Hojas verdes
- Caldo de verduras Chirivía
- Zanahoria
- Limones/zumo de limón
- Menta fresca
- Albahaca fresca
- Salmón ahumado
- Espárragos
- Repollo - rojo
- Papeles de arroz
- Jugo de naranja

Desayuno: Smoothie- máquina antiinflamatoria verde

- Raíz de jengibre - 1 pulgada
- Cúrcuma molida - 0,5 cdta.
- Canela - .5 cdta.
- Agua de coco - 1.5 taza
- Piña en trozos - 1 taza - congeladas o frescas
- Hojas verdes (a elegir: col rizada, espinaca, rúcula, acelga) - 2 puñados buenos
- Hielo si lo quieres más grueso

Direcciones:

- Agregue todo a una licuadora y mezcle hasta obtener una mezcla homogénea.
- Aumente la proteína añadiendo un par de cucharadas de proteína en polvo. Agregue más Omega-3 y otros nutrientes que combaten la inflamación con una cucharada de chía o semillas de lino.

Rinde 1 batido

Almuerzo: Sopa de zanahoria con especias antiinflamatorias

- Caldo de verduras - 3 tazas - calientes
- Ajo fresco - 4 dientes - pelados y machacados
- Cebolla - 1 grande - cortada aproximadamente
- Chirivía- 1- pelada y cortada en trozos
- Zanahorias - 4- peladas y cortadas en trozos
- Cúrcuma – 1 cdta.
- Jengibre fresco - 1 pulgada rallado
- Aceite de coco- .5 cdas.
- Jugo de limón – 3 cdtas.
- Sal y Pimienta a su gusto

Direcciones:

- Coloque las verduras recién cortadas en una capa sobre una bandeja para hornear con un forro o papel antiadherente.
- Espolvoree el aceite sobre las verduras y luego espolvoree con la pimienta, la sal y la cúrcuma.

- Mezcle todo un poco para asegurarse de que el aceite y las especias están cubriendo todas las verduras.
- Cocine 15 minutos en un horno de 350 grados.
- Sáquelos y combínelos con el caldo caliente, el jengibre rallado y el jugo de limón.
- ¡Asegúrese de ponerle la tapa bien apretada! Haga un puré hasta que tenga una consistencia suave y sedosa. Servir caliente.
- Para añadir un poco de sabor extra, añada perejil, hojuelas de coco o una pizca de pimienta de cayena. Para diluir la sopa o añadir un poco de "crema" - considere un poco de leche de coco.
- Sirva con galletas saladas de grano entero o tostadas o con una ensalada de hojas verdes.

Rinde 4 porciones

Cena: Wraps de Espárragos rellenos de salmón

- ☒ Menta fresca- .25 taza picada
- ☒ Albahaca fresca- .25 taza picada
- ☒ Col roja- .5 taza picada o desmenuzada
- ☒ Zanahoria- .5 taza rallada
- ☒ Envoltorios de papel de arroz - 6 envolturas individuales de 8 pulgadas
- ☒ Salmón salvaje ahumado, precocido - 4 oz.
- ☒ Espárragos- .75 lbs. (unos 12 espárragos de tamaño medio)

Salsa

- ☒ Pimiento rojo triturado - una pizca de ¼ cdta. (¡dependiendo del nivel de calor que le guste!)

- Mirin (vino de cocina japonés) - 1 cda. (sin mirin? ¡No se preocupe: use 1 cucharada de vinagre de vino de arroz y ¼ cdta. de miel en su lugar!)
- Jugo de limón – 3 cdta.
- Jugo de naranja – 3 cdta.
- Salsa de soja - ¼ cda.

Direcciones para el Wrap:

- Coloque una olla con aproximadamente una pulgada de agua en la estufa para hervir.
- Mientras se calienta, corte una o dos pulgadas del extremo de los espárragos.
- Poner los espárragos en el agua hirviendo durante 3 minutos o hasta que estén tiernos.
- Retire los espárragos y colóquelos en un baño de agua con hielo durante uno o dos minutos. Una vez que estén lo suficientemente frías para manipularlas, retírelas y séquelas con palmaditas.
- Si sus espárragos son gruesos, córtelos a lo largo por la mitad.
- Cortar el salmón en 6 tiras que quepan en las envolturas de arroz.
- Remoje 1 envoltura a la vez en agua caliente hasta que se ablande (unos 30 segundos). Seque con palmaditas y colóquelo en un plato o tabla para cortar.
- Haga cada wrap colocando una tira de salmón hacia el fondo.
- Agregue un par de espárragos; un poco de zanahoria, menta, repollo y albahaca. Mantenga un borde de aproximadamente una pulgada alrededor del exterior del wrap.

☒ Comience a cerrarlo por la parte inferior para hacer un rollo apretado y doble los lados a medida que avanza. Cortar por la mitad para servir.

Salsa:

Combine todos los ingredientes y mezcle bien. Servir en un plato pequeño.

Rinde 6 porciones

Día 3:

Lista de la compra:

- Leche de almendras
- Cebollín
- Repollo
- Coliflor
- Brotes de soja - Germinados
- Calabacines
- Aguacate
- Pasta integral
- Limón/Jugo de limón

Desayuno: Bol de Quinoa

Aproveche las propiedades antiinflamatorias de sus bayas y quinoas favoritas en este desayuno abundante que le mantendrá en marcha todo el día!

- Bayas de elección- .5 tazas
- Miel cruda- 1 cda.
- Quinoa- .5 taza cocinado según las instrucciones del paquete
- Leche de almendras- .5 taza
- Almendras - picadas o en rodajas- 1 cda.
- Canela - .25 cdta.
- Semillas de Chia- .5 cdta.
- Cáscara de limón

Direcciones

Mezcle la quinua cocida con la leche de almendras. Agregue las bayas, la miel y la cáscara de limón. Espolvorear las almendras, canela y semillas de chía. Es mejor servirlo caliente.
Rinde 1 persona

Almuerzo: Pad Thai Crudo

- Brotes de frijol o rábano- .5 tazas
- Coliflor- .5 taza
- Col - púrpura o verde- .5 taza picada
- Cebollín - 2
- Zanahoria- 1
- Calabacín - 1

Salsa:

- Raíz de jengibre- .5 cdta.
- Ajo-.5 cdta.
- Miel cruda - 1 cda.
- Jugo de limón – 3 cdta.
- Tahini - 2 cucharadas soperas
- Mantequilla de almendra (o cualquier nuez) - 2 cdas.
- Salsa de Soja – 3 cdtas.

Direcciones:

- Use un espiralizador o pelador de verduras para hacer "fideos" con la zanahoria y el calabacín.
- Mezcle los fideos y el resto de las verduras en un tazón grande. En un plato pequeño y separado, use un tenedor para mezclar todos los ingredientes de la salsa.

- Vierta la salsa sobre las verduras y revuelva, asegurándose de que todo quede bien cubierto.
- Deje reposar por lo menos 30 minutos, pero un día en la nevera, hace maravillas con los sabores.

Rinde 4 porciones

Cena: Pasta integral con salsa de aguacate

Esta versátil salsa está llena de vitaminas y minerales que frenan la inflamación! Esta salsa también se puede usar como aderezo para ensaladas o salsa para mojar!

- Ajo - 2 dientes de ajo finamente picados
- Cebollas verdes - 1 manojo picado
- Jugo de limón- 1 limón
- Aceite de oliva - .25 taza
- Pimienta a elegir y sal al gusto
- Aguacate - 2 grandes maduro, deshuesado y picado en trozos grandes
- Pastas integrales de su elección - alrededor de 8 oz.

Direcciones:

- Siguiendo las instrucciones de la caja de la pasta, cocine la pasta. En el procesador de alimentos o licuadora, mezcle todos los ingredientes excepto la pasta.

- Licúe. Una vez cocida la pasta, escurrirla, reservando 0,5 taza del agua.

- Agregue el agua de la pasta a la mezcla en el procesador de alimentos y mézclela hasta que esté suave y cremosa.

- Revuelva con la pasta y sirva. Adorne con la cáscara del limón o con un poco de perejil.

Para 4 personas

Día 4:

Lista de la compra:

- Dátiles
- Plátano
- Leche de almendras
- Chocolate negro
- Atún
- Apio
- Jugo de lima/limón
- Pechuga de pollo orgánica deshuesada y sin piel
- Salsa de tomate
- Tomates en lata - cortados en dados
- Frijoles enlatados - 2 latas - negro y riñón sugerido
- Chile en polvo
- Pimiento morrón
- Cebolla amarilla dulce

Desayuno: Magdalena de Banana y Avena

La avena y el jengibre combinan sus poderes antiinflamatorios en esta deliciosa magdalena. Con una dosis antiinflamatoria de chocolate negro, es una forma perfecta de empezar el día.

- Harina de avena - 1 taza *¡Vea abajo cómo hacer su propia harina de avena!
- Polvo de hornear - 1 cdta.
- Jengibre - molido - 0,5 cdta.
- Bicarbonato de sodio- .25 cdta.
- Sal- .25 tcdta.
- Dátiles- .75 taza sin hueso, picado

- Plátano - .75 taza alrededor de 2 plátanos medianos machacados
- Leche de almendras- vainilla sin azúcar- .5 taza
- Vinagre de sidra de manzana - 1,5 cdta.
- Extracto de vainilla - 1 cdta.
- Chocolate negro - 2 cucharadas picadas en trozos pequeños

Direcciones:

- Coloque el horno a 400 grados de temperatura y rocíe la bandeja para magdalenas con una capa abundante de aceite en aerosol, asegurándose de que rocíe cada taza individual. En un plato pequeño, mezcle las especias, el polvo de hornear y el bicarbonato, y la harina y colóquelos a un lado.
- Usando una licuadora o procesador de alimentos, mezcle los dátiles, los plátanos, la vainilla, la leche de almendras y el vinagre hasta que ya no queden trozos grandes. Añadir lentamente los ingredientes secos a la mezcla. Raspe ocasionalmente los lados con una espátula para asegurar una mezcla homogénea.
- Vierta la masa en un bol, añada el chocolate negro y revuelva hasta que se distribuya uniformemente. Pase la mezcla por cada taza de magdalena hasta que esté casi llena (¾).
- Cocine las magdalenas durante unos 23-26 minutos o hasta que inserte un mondadientes y no venga nada pegajoso en él. Déjelo reposar durante unos 10 minutos en la bandeja antes de moverlos a una rejilla de enfriamiento para terminar de enfriarlos.

- Haga su propia harina de avena: simplemente mezcle la avena en hojuelas en una licuadora o procesadora de alimentos hasta que la textura sea de una harina.

Rinde 6 magdalenas

Almuerzo: Ensalada Fácil de Atún

- Cebolla - 1 cucharada finamente picada
- Apio - 1 tallo cortado en dados finos
- Mayonesa antiinflamatoria - 1 cda. ** ¡Vea abajo cómo hacer la suya!
- Atún - 1 lata de 6 onzas de agua empacada, escurrida
- Arándanos, pasas u otras frutas secas - 1-2 cdas.
- Pimienta y sal marina al gusto

Direcciones:

- Vaciar la lata de atún en un bol y añadir el resto de los ingredientes. Revuélvelo bien y disfruta!
- Para darle un giro- agregue algunos pepinillos en lugar de la fruta. Añada un huevo duro picado para obtener más proteínas y otros nutrientes. Agregue otros vegetales picados como pepino o pimiento!

**Mayonesa antiinflamatoria: Combine la crema (¡y sólo la crema!) de 1 lata de leche de coco entera con jugo de limón (3 cdas.); aceite de oliva (2 cdas.); mantequilla de tahini o de nuez (2 cdas.); sal marina (1cdta.) en una licuadora. Mezcle hasta que esté bien mezclado.

Rinde 1 porción

Cena: Chili de pollo (de cocción lenta)

- Pimienta y sal como prefieras
- Comino – 2 cdtas.
- Polvo de chile - 3 cdtas.
- Cebolla amarilla dulce - 1 cortada en trozos pequeños
- Pimiento morrón picado - 1
- Jalapeño fresco o enlatado - 1 lata grande fresca o 1-4 oz.
- Ajo fresco - 2 dientes de ajo, cortados en dados finos
- Pechuga de pollo sin piel - pasto criado - cocido y cortado en cubos - 1 lb.
- Salsa de tomate – 1 lata de 15 oz.
- Tomates - enlatados, cortados en dados - 1 lata con jugo
- Frijoles - enlatados, negros - 1 lata con jugo
- Alubias rojas - enlatadas - 1 lata con jugo

Direcciones:

- Saltee la cebolla y el ajo en aceite de oliva o coco en una sartén a fuego medio. Ponga la cebolla amarilla dulce y el ajo cocidos en el plato de una olla de cocción lenta y ponga todo lo demás con ellos. Mezcle bien. Ponga la olla a baja temperatura durante 5-6 horas (o a alta temperatura durante 4 horas).
- Agregue otros condimentos - pruebe rebanadas de aguacate o cebollines! Sirva con galletas integrales si lo desea. Coma una manzana o un poco de melón para completar la comida.

Rinde 4-5 porciones

Día 5:

- Leche de almendras
- Plátano
- Caldo de verduras
- Lentejas
- Cebolla
- Zanahoria
- Apio
- Tomates en dados
- Espinaca pequeña
- Aguacate
- Huevos
- Albahaca fresca
- Salmón en lata
- Limón/Jugo de limón

Desayuno: La noche antes de la avena
Requiere que se prepare la noche anterior

- Leche de almendras- .75 taza
- Avena enrollada a la antigua usanza- .5 taza
- Canela - .25 cdta.
- Semillas de chía - 1,5 cdta.
- Extracto de vainilla- .25 cdta.
- Banano - 1 pequeño, muy maduro

Direcciones:

- Triturar el plátano hasta que esté suave y mezclar con las semillas de chía y la canela.
- En un frasco con tapa apretada, agregue la avena, la leche de almendras y la vainilla. Poner la mezcla de plátanos en

el tarro, tapar bien y agitar para mezclar bien todos los ingredientes. Deje en el refrigerador durante la noche y disfrute a la mañana siguiente.

- Considere agregar sus nueces favoritas, fruta fresca, hojuelas de coco, un chorrito de miel cruda o algunos trozos de chocolate negro!

Rinde 1 porción.

Almuerzo: Sabrosa sopa de lentejas con espinacas

Las lentejas son una de las opciones más buscadas entre los alimentos básicos de la dieta antiinflamatoria. Estos miembros de la familia de las legumbres son ricos en fibra, proteínas y nutrientes que ayudan a prevenir la inflamación.

- Caldo de verduras - 4 taza
- Lentejas - del color que desee - 1 taza enjuagadas y escurridas
- Cebolla - 1 grande, picada
- Zanahorias, peladas y picadas - 2 aproximadamente
- Apio, enjuagado - 2 tallos cortados en trozos pequeños
- Clavos de ajo - 2 finamente picados
- Tomates - cortados en dados con jugo – 1 lata de 1- 15 oz.
- Cúrcuma - .5 cdas.
- Comino - 1,5 cdta.
- Canela - .5 cdta.
- Cardamomo -.25 cdta.
- Laurel - 1 hoja
- Sal y pimienta al gusto
- Aceite de oliva para saltear - 2 cdta.
- Espinaca pequeña - 2 cdas.

Direcciones:

- Poner los dientes de ajo y los trozos de cebolla en una olla grande con un poco de aceite de cocina, preferiblemente de oliva o de coco. Cocine y agregue las zanahorias y el apio. Cocine durante unos 3 minutos y añada la cúrcuma, el comino, la canela, la sal, la pimienta y el cardamomo. Revuelva bien y deje que las especias se disuelvan.
- Añada los tomates, el caldo de verduras, las lentejas y la hoja de laurel. Deje hervir a fuego lento durante unos 18-25 minutos, o las lentejas se pueden triturar con un tenedor. Retirar la hoja de laurel antes de añadir la espinaca y removerla bien. Cocine hasta que se marchite.
- Para obtener una sopa cremosa, añada una lata de leche de coco. Para añadir brillo, pruebe una o dos cucharaditas de jugo de limón justo antes de servir.

Rinde: 4 personas

Cena: Hamburguesas de salmón

- Aceite de sésamo - .5 cda.
- Salsa de soja - 3 cdtas.
- Miel cruda- .5 cda.
- Jengibre fresco - 3 cdtas de jengibre finamente rallado
- Jugo de limón - 3 cdtas.
- Aguacate - una escasa .25 taza aplastada
- Harina de almendra (o cualquier harina de nuez) - .5 taza.
- Huevos- 2 (pastoreados y criados)
- Sal marina- .5 cda.
- Salmón - 1 lata de 12 onzas
- Salsa para mojar el aguacate:
- Ajo - 1 diente pelado y picado

- Albahaca fresca - 1 puñado picado - alrededor de 0.25 taza
- Jugo de limón - 4 cdtas
- Aguacate - 1 grande
- Aceite de Oliva - 3 cdta.
- Pimienta y sal marina al gusto

Direcciones:

- Mezcle la sal, la harina, el salmón y los huevos en un plato y unte bien con un tenedor. Utilizando un plato pequeño separado, mezcle el jugo de limón, la miel, el aceite de ajonjolí, el jengibre, la salsa de soja y el aguacate. Mezcle hasta que esté suave, añada al salmón y mezcle nuevamente bien.
- Tome aproximadamente un ¼ de la mezcla y forme una bola. Aplane con sus manos o espátula para formar una hamburguesa. Caliente una sartén pesada con una o dos cucharaditas de aceite de cocina (el coco o el aceite de oliva funcionarán). Una vez que el aceite se caliente, coloque las hamburguesas en la sartén. Deje que se cocinen por un par de minutos de cada lado mientras se doran y se calientan.

- Para la salsa: Usando una licuadora o procesador de alimentos, comience con los dientes de ajo y las hojas de albahaca hasta que estén picados. Poner en cada uno de los demás ingredientes. Siga mezclando hasta que no haya más trozos.
- Sirva sobre una cama de verduras y cubra con la salsa.

Para 4 personas

Día 6:

Lista de la compra

- Zanahorias
- Plátano
- Piña
- Limón/Jugo de limón
- Garbanzos
- Cebolla
- Huevo
- Pan rallado integral
- Remolachas
- Compruebe los ingredientes de la despensa

Desayuno: Batido antiinflamatorio para el desayuno

- Jugo de zanahoria- .5 taza ** vea abajo cómo hacer su propio jugo**
- Leche de almendras - 1 taza
- Banano - 1 grande
- Piña - 1 taza
- Cúrcuma - .25 cdta.
- Jengibre fresco y rallado - .5 cda.
- Jugo de Limón- 1 cda.

Direcciones:

- Coloque cada ingrediente en una licuadora y póngalo a fuego alto hasta que no haya más trozos. Para obtener un batido más espeso, congele la piña y los trozos de banana antes de hacerlos. Agregue más jugo para obtener un batido más delgado.

- ** Para hacer su propio jugo de zanahoria: coloque 2 zanahorias y 1,5 taza de agua filtrada en una licuadora. Licúe a velocidad alta hasta que se haga puré completo. Colar con una estameña sobre un bol. Exprima el exceso de jugo de la pulpa. Guárdelo en un frasco bien cubierto durante unos días.

Rinde 1 batido

Almuerzo: Hummus de Pesto Cremoso

La albahaca es una poderosa fuente de propiedades antiinflamatorias, al igual que los garbanzos y el tahini. Se unen en una brillante combinación de un hummus suave y satisfactorio. Busque el pesto preparado que sea orgánico y que requiera refrigeración para obtener el producto menos procesado. El pesto recién hecho está disponible en muchos supermercados **¡El pesto preparado de la tienda contendrá queso/lácteos!** Haga su propio pesto sin leche (¡véase la receta de pesto del día 1!).

- Garbanzos- 1 lata
- Tahini- .25 taza
- Jugo de limón- .25 taza
- Aceite de Oliva - 1 cda.
- Ajo fresco - 3 dientes
- Pesto- 3 cdas.
- Sal y pimienta al gusto

Direcciones:

- Escurrir los garbanzos reservando 2 cucharadas del jugo. Una todos los ingredientes, incluyendo el jugo reservado,

en un procesador de alimentos y mézclelos hasta que estén suaves. Ocasionalmente, raspe los lados con una espátula para asegurar una mezcla uniforme.
- Sirva con apio o galletas integrales. Acompañar con una gran ensalada de frutas para una comida completa.

Rinde 3 porciones

Cena:
Hamburguesa vegetal de remolacha antiinflamatoria

- Cebolla - 1 mediana, finamente picada
- Ajo fresco - 2 dientes, finamente picados
- Huevos - pasto criado - 1
- Aceite de coco- .25 cda. en forma líquida
- Pan rallado integral - 2 cdas.
- Linaza – 3 cdtas.
- Jugo de limón- .5 cda.
- Hojuelas de chile- .25 cucharadita
- Sal marina- .25 cucharadita
- Remolacha- 2 tazas peladas y cortadas en dados
- Aceite de Oliva - 1 cda.
- Quinoa- 1 taza cocida

Direcciones:

- Remolachas asadas: en una bandeja para hornear forrada con papel de pergamino, coloque las remolachas cortadas en cubos y mezcladas con aceite de oliva en una sola capa. Cocine a 375 grados durante 30 minutos y deje enfriar.

- Usando un procesador de alimentos en Pulse, haga puré de las remolachas hasta el punto de que estén machacadas pero con trozos. Poner las remolachas en un bol. Agregar la cebolla, el ajo, el huevo, el pan rallado, las semillas de lino, el aceite de coco, el jugo de limón, las hojuelas de chile, la sal marina y la quinoa. Mezclar bien. Añada más pan rallado si está demasiado húmedo.
- Forme la mezcla en 4 hamburguesas y colóquelas en una hoja antiadherente para hornear o utilice papel de pergamino. Cocine las hamburguesas en el horno a 375 grados durante un cuarto de hora. Voltee las hamburguesas y hornee durante 15 minutos más.
- Haga su hamburguesa en un panecillo de grano entero o considere el pan de lechuga en su lugar. Estupendo con salsa de aguacate (ver la receta de la hamburguesa de salmón). Acompañe con calabacines fritos o ensalada de hojas verdes para una comida completa. Pruebe una o dos onzas de chocolate negro como postre!

Día 7:

Lista de la compra:

- Leche de almendras
- Huevos
- Aguacate
- Mostaza de Dijon
- Champiñones
- Mezcla de vegetales congelados - zanahorias, brócoli, coliflor (o similares) bolsa de 10 oz.
- Cebolla
- Castañas de agua
- Bok choy – col china

Desayuno: Panqueques de trigo serraceno

- Canela (opcional) - 2 cdtas.
- Leche no láctea (la almendra funciona bien) - 1 taza de 8 onzas
- Polvo de hornear – 3 cdtas.
- Huevos - pasto criado - 3
- Harina de trigo sarraceno - 1.5 taza
- Sal marina - 0,5 cdta.
- Extracto de vainilla. 5 cdta.
- Aceite de coco para cocinar

Direcciones:

- Mezcle la sal, el polvo de hornear, la canela y la harina en un plato. En un recipiente diferente, mezcle la vainilla, la leche y los huevos con un tenedor. Coloque en otro plato.

Incorpore los ingredientes por completo, pero no mezcle demasiado. La masa será espesa y grumosa.

- Calentar la plancha o sartén y derretir el aceite de coco. Coloque la masa en la plancha con una cuchara y extiéndala si es necesario. Deje cocinar hasta que se formen burbujas en el centro, y los bordes se mantengan juntos y estén secos. Use una espátula para voltear y cocinar el otro lado. Usted querrá mantener una temperatura moderada en su sartén, ya que estas panqueques son densas y toman tiempo para cocinar hasta el final.
- Cubra con fruta fresca, melaza, miel cruda u hojuelas de coco.

Rinde 10-12 panqueques de 4 pulgadas

Almuerzo: Ensalada de huevo con aguacate

Los aguacates son excelentes antiinflamatorios! Reemplazan a los típicas mayonesas que se encuentra en una ensalada de huevo tradicional y le agrega una maravillosa y cremosa textura. Un chorrito de vinagre de sidra de manzana le agrega sabor y es una ayuda confiable para la digestión.

- Sal y pimienta al gusto (recuerde - ¡fácil lo hace sobre la sal!)
- Vinagre de sidra de manzana - una salpicadura (alrededor de 0,5 cdta.)
- Mostaza-Dijon, gruesa o regular: .5 cda.
- Huevos- 3 hervidos y picados
- ½ Aguacate picado

Machacar el aguacate en un bol y añadir el resto de los ingredientes. Revuelva y disfrute!

Rinde 2 porciones

Para darle giro, añada eneldo fresco o seco o pepinillos de eneldo picados. Servir con tostadas integrales o galletas saladas y acompañe con una ensalada de melón para una comida satisfactoria.

Cena: Champiñones asiáticos salteados

Todos los hongos tienen propiedades antiinflamatorias. Los hongos asiáticos son particularmente sabrosos y van muy bien en salteados. Compruebe su tienda de comestibles local y vea lo que está disponible. Las sugerencias incluyen hongo de árbol shi (shitake), Grifola frondosa (maitake), ostras, champiñón común (crimini), o champiñones blancos.

- Hongos- 1.5 lbs. a la mitad o en rebanadas
- Mezcla de vegetales congelados - zanahorias, brócoli, coliflor (o similares) bolsa de 10 oz.
- Aceite de coco - 2-3 cdas. para cocinar
- Jengibre fresco picado - 3 cdtas.
- Ajo fresco - 2 dientes de ajo finamente picados
- 1 cebolla mediana picada
- Castañas de agua (opcional) – 1 lata de 5 oz. escurrida y enjuagada
- Bok choy- 1 cabeza cortada en tiras
- Salsa de soja o ostra - 2 cdas.
- Huevo- 1
- Quinoa- 1.5 taza cocida

Direcciones:

- Usando las instrucciones de la caja, haga la quinoa y póngala a un lado.
- Caliente el aceite de coco en una sartén a fuego medio fuerte. Una vez que el aceite esté caliente, comience con el jengibre y el ajo. Cocerlos, revolviéndolos bien, durante un par de minutos y luego añadir la cebolla. Sigue removiendo hasta que la cebolla esté translúcida.
- Mezclar los hongos hasta que se doren. Añada las verduras congeladas y cocine hasta que estén tiernas. Añadir las castañas de agua y el bok choy removiendo hasta que estén bien calientes.
- Saque la mezcla de verduras de la sartén y manténgala caliente a un lado. Añadir una pequeña cantidad de aceite a la sartén si está seca y luego poner la quinoa y el huevo. Revuelva la mezcla hasta que el huevo esté bien mezclado.
- Vuelva a añadir las verduras y revuelva todo junto. Rocíe con salsa de soya u ostra y agregue sal o pimienta al gusto.

Rinde: 4 personas

CAPÍTULO 2: CINCO RECETAS FANTÁSTICAS EXTRAS

- Añadir pimienta y sal y las espinacas tiernas. Revuelva para incorporar y servir!

- Considere añadir un poco de albahaca o perejil picado encima!

- Para obtener más proteínas, sustituya los garbanzos por pollo o pescado. Experimente con diferentes vegetales y calabazas.

Rinde 4 porciones

Frittata para combatir la inflamación

- Brócoli - floretes cocidos - 2 tazas picados
- Champiñones- 1 taza en rodajas (cualquier variedad)
- Patata dulce cocida - 2 cucharadas aproximadamente
- Cebolla - 1 mediana - picada en trozos grandes
- Ajo fresco - 1 diente de ajo picado finamente
- Huevos (pasto criado) - 6-8
- 1 cucharada de romero fresco picado en trocitos
- Albahaca fresca - 3 cucharadas aproximadamente picada
- Sal y pimienta al gusto

Direcciones:

- Cocine al vapor o asado, la batata y el brócoli y déjelos a un lado.
- Cocine la cebolla, el ajo y los champiñones en una sartén grande y resistente al horno (¡la plancha de hierro fundido sazonada funciona muy bien!) con un chorrito de coco o

aceite de oliva hasta que estén bien calientes, y las cebollas estén transparentes.

- En un plato diferente, mezcle vigorosamente los huevos usando un batidor hasta que estén esponjosos y revuelva el romero, la pimienta y la sal.
- Poner las patatas y el brócoli en la sartén y untarlo todo de manera uniforme en la sartén. Vierta la mezcla de huevos e incline la cacerola para asegurarse de que los huevos estén bien distribuidos.
- Poner en un horno precalentado a 400 grados durante 8-12 minutos. Asegúrese de que el centro se cocine bien.
- Deje la frittata a un lado durante unos 5 minutos antes de cortarla para servirla. Espolvoree la albahaca picada por encima antes de servir.

Rinde 4-5 porciones.

Tacos de pescado con ensalada de repollo
Curry antiinflamatorio de cúrcuma vegetal

- Garbanzos- 1 lata escurrida
- Leche de coco (entera) - 1 lata
- Espinaca pequeña- 2 tazas
- Guisantes verdes - congelados- .5 taza
- Champiñones (de su elección) - 1 taza en rodajas
- Calabaza japonesa/Kent -.25 de la calabaza en trozos grandes
- Cebolla - mediana - 1 picada
- Ajo fresco - 2 dientes, pelados y picados finamente
- Jengibre fresco - 1 cucharada rallada
- Azúcar de coco (o miel cruda) - 1 cdta.
- Cúrcuma, molida - 2 cdas.
- Aceite de coco – 2 cdas.

- Sal y Pimienta al gusto

Direcciones:

- Cocine la calabaza al vapor o asada hasta que esté cocida y deje a un lado.
- En una sartén grande, cocine el aceite, la cebolla, el ajo, el jengibre y la cúrcuma hasta que la cebolla esté clara.
- Ponga la calabaza cocida, los garbanzos, los hongos, los guisantes verdes y el azúcar en la mezcla de cebolla durante unos 3-4 minutos.
- Añadir la leche de coco y remover bien. Dejar hervir a fuego lento durante unos 15 minutos.

Ensalada de repollo:

- Repollo rojo- .5 taza rallado
- Pimiento morrón, de cualquier color- .5 taza cortado en tiras muy finas
- Cebolla-.25 taza picada finamente
- Aceite de oliva, aguacate o coco - .5 cda.
- Jugo de limón- 1 cda. (o .5 lima fresca)
- Cilantro- .25 taza aproximadamente picado
- Pescado:
- Pescado blanco firme (tilapia, bacalao, mahi-mahi, pargo) - 1 lb.
- Comino - .25 cdta.
- Pimienta de Cayena - .25 cdta. (opcional)
- Ajo - 1 diente de ajo picado finamente
- Jugo de limón- 2 cdas. (1 limón entero)
- Sal marina - 0,5 cdta.

Extras: Aguacate, guacamole, tomates o salsa

Direcciones:

- Combine todas las verduras y el cilantro. Rocíe el jugo de limón y el aceite sobre ellos y revuelva para cubrirlos. Deje a un lado.
- Cortar el pescado en trozos pequeños. Espolvorear con especias y jugo de limón. Deje reposar durante 15 minutos. En una sartén antiadherente/bien sazonada, añada aproximadamente 0,5 cda. de aceite y deje que se caliente a temperatura media-alta. Poner el pescado marinado en la sartén y moverlo de vez en cuando hasta que esté completamente cocido.
- Prepare sus tacos: ponga 3 ó 4 trozos de pescado en una tortilla de grano entero o en un envoltorio de lechuga como una hoja grande de lechuga romana o una hoja de mantequilla. Cubra con la ensalada de repollo y el complemento adicional que desee.

Rinde 4 porciones.

Portobello rellenos con una potencia antiinflamatoria

- Quinoa - 1.5 taza cocinado según las instrucciones del paquete
- •Pollo o pavo molido orgánico, magro y criado en pastos - 1 lb.
- Salsa orgánica o tomates cortados en dados- .5 taza
- Ajo fresco - 1 diente de ajo picado finamente
- Comino - 1 cdta.
- Cúrcuma - 1 cdta.
- Champiñones Portobello - 4 grandes limpios y sin vástagos
- Cilantro- 1 puñado pequeño picado en trozos grandes

- Sal marina - 0,5 cdta. o al gusto
- Pimienta de Cayena - 0,25 cdta. (opcional)
- Aceite de oliva, aguacate o coco - .5 cda.

Direcciones:

- Poner el aceite de cocina en una sartén poco profunda y calentarlo a fuego medio. Añada la carne molida y dore. Agregue el ajo picado, la quinoa y la salsa. Mezcle bien y luego espolvoree con el comino, la cúrcuma, la sal y la pimienta. Revuelva bien.
- Pase la mezcla por los champiñones (por el lado del tallo). Colocar en el plato de cocción seleccionado. Dejar cocer 10 minutos a 375 grados.
- Espolvoree el cilantro encima después de sacarlo del horno. Sirva con una ensalada de hojas verdes con aderezo de aguacate.

Rinde 4 porciones.

Pollo a la plancha balsámico antiinflamatorio
Mejor si se marina de la noche a la mañana

- Marinado básico:
- Aceite de Oliva- .5 taza
- Vinagre Balsámico - .25 taza
- Mostaza Dijon - 1.25 cdas.
- 1 cucharada de romero fresco picado en trocitos
- Ajo fresco - 2 dientes de ajo picados finamente
- Cúrcuma, molida - 1 cdta.
- Pimienta y sal marina - 0,5 cdta. cada una
- Pechugas de pollo sin piel, orgánicas, magras y pastizales - 4 pechugas o aproximadamente 1 lb.

Direcciones:

- Mezcle el vinagre, la mostaza y las hierbas/especias. Añada el aceite de oliva.
- En una bolsa con cierre, coloque las pechugas de pollo y vierta la marinada. Selle la bolsa y mueva el pollo para asegurarse de que todos estén cubiertos con la marinada. Refrigere durante la noche.
- Para cocinar - saque el pollo de la bolsa y tire el pollo y el resto del adobo. Coloque el pollo en una superficie de asar bien engrasada y calentada a una temperatura media. Cocine unos 8 minutos por lado hasta que esté listo, y la temperatura interna haya alcanzado por lo menos 165 grados.
- Sirva con arroz salvaje o integral, quinoa u otras opciones de granos enteros y ensalada de hojas verdes o verduras asadas para una comida saludable y llena de nutrientes que combaten la inflamación.

CONCLUSIÓN

Gracias por llegar hasta el final de la Dieta Anti- inflamatoria - Su Guía alimenticia para Minimizar la Inflamación y Maximizar la Salud. Esperamos que haya sido informativo y le haya proporcionado todas las herramientas que necesita para lograr los objetivos que se proponga.

El siguiente paso es decidir cuál de las deliciosas comidas servirá primero. Todos ellos son fáciles de preparar con las sencillas pautas proporcionadas. ¿Por qué no empezar ahora mismo, y compilar la lista de todo lo que quiere hacer en los primeros días. De seguro tendrá la atención de su familia cuando estas deliciosas comidas y bocadillos lleguen a la cocina y a la mesa del comedor.

Con todas estas nuevas recetas, invite a algunos amigos y haga una fiesta. De seguro será el éxito del vecindario si elige algún desayuno, almuerzo o cena para la planificación de su menú. Siempre puede empezar con algunos bocadillos para ver si tiene la atención de todos antes de sorprenderlos!

Índice de Recetas

Capítulo 1: Plan de comidas de 7 días

Día 1:
- Desayuno: Harina de avena con pan de jengibre
- Almuerzo: Hamburguesas de garbanzos antiinflamatorias
- Cena: Pizza de Pollo al Pesto

Día 2:
- Desayuno: Smoothie- máquina antiinflamatoria verde

- Almuerzo: Sopa de zanahoria con especias antiinflamatorias
- Cena: Wraps de Espárragos rellenos de salmón

Día 3:

- Desayuno: Bol de Quinoa
- Almuerzo: Pad Thai Crudo
- Cena: Pasta integral con salsa de aguacate

Día 4:

- Desayuno: Magdalena de Banana y Avena
- Almuerzo: Ensalada Fácil de Atún
- Cena: Chili de pollo (de cocción lenta)

Día 5:

- Desayuno: La noche antes de la avena
- Almuerzo: Sabrosa sopa de lentejas con espinacas
- Cena: Hamburguesas de salmón

Día 6:

- Desayuno: Batido antiinflamatorio para el desayuno
- Almuerzo: Hummus de Pesto Cremoso
- Cena: Hamburguesa vegetal de remolacha antiinflamatoria

Día 7:

- Desayuno: Panqueques de trigo serraceno
- Almuerzo: Ensalada de huevo con aguacate
- Cena: Champiñones asiáticos salteados

Capítulo 2: Cinco Fantásticas Recetas de BONOS

- Lucha contra la inflamación Frittata
- Tacos de pescado con curry de cúrcuma vegetal antiinflamatorio y ensalada de repollo
- Portobellos rellenos con potencia antiinflamatoria
- Pollo a la plancha balsámico antiinflamatorio
- Marinado básico

CPSIA information can be obtained
at www.ICGtesting.com
Printed in the USA
BVHW041723081220
595197BV00003B/14